RECHERCHES ET OBSERVATIONS

POUR SERVIR A

L'HISTOIRE DE LA QUINIDINE.

RECHERCHES ET OBSERVATIONS

POUR SERVIR A

L'HISTOIRE DE LA QUINIDINE

PAR

M. BOUQUET,
Ancien directeur de la fabrique Pelletier et Berthemot ;

ET

M. SCHAEUFFELE,
Pharmacien, successeur de Pelletier.

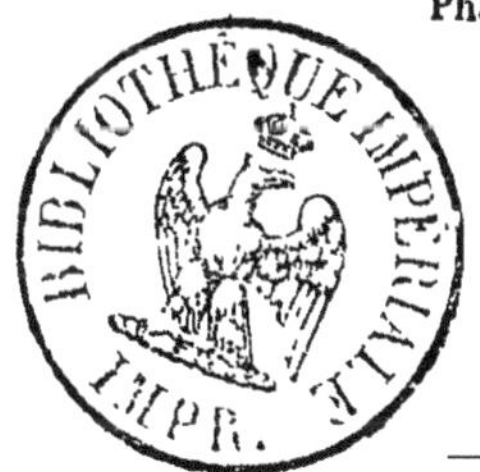

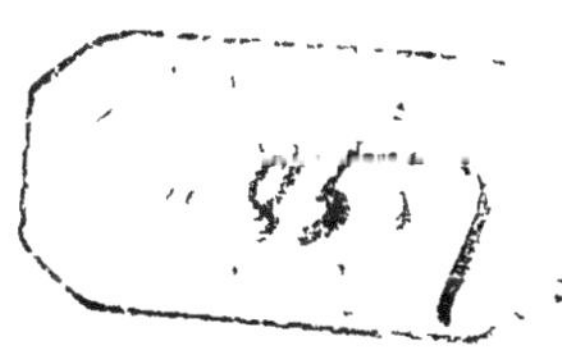

PARIS,

TYPOGRAPHIE DE E. ET V. PENAUD FRÈRES,
RUE DU FAUBOURG-MONTMARTRE, 10.

1852

RECHERCHES ET OBSERVATIONS

POUR SERVIR A

L'HISTOIRE DE LA QUINIDINE.

Au commencement de cette année, on a abondamment ré-
pandu dans le commerce une circulaire sans date, sans signa-
ture et sans indication d'origine, annonçant une sophistication
exécutée en grand du sulfate de quinine, par un nouveau produit jusqu'ici peu connu : le sulfate de quinidine.

Cette circulaire, attribuée à M. Zimmer, fabricant de sulfate
de quinine, à Francfort-sur-le-Mein, par M. Bouchardat (1),
qui l'avait extraite du *Pharmaceutical Journal,* vient d'être
reproduite textuellement dans la *Revue médico-chirurgi-
cale* (2), par M. Malgaigne, qui l'extrait du *Journal de médecine,* de Bruxelles, et l'attribue à M. Moll, d'Anvers.

Le *Répertoire de pharmacie* du mois de juillet 1852, contient aussi une note de M. Robert Howard, de Londres, qui
confirme le fait annoncé par la circulaire, en ajoutant de plus
que le nouvel alcaloïde se trouve surtout dans les quinquinas
importés de la Nouvelle-Grenade.

Enfin, M. G. Leers a depuis exécuté un travail étendu sur la
quinidine ; la matière qui a servi à ses expériences, avait été
préparée et lui avait été remise par M. Zimmer. M. Leers an-

____

(2) *Répertoire de pharmacie*, juillet 1852, p. 10.
(1) Numéro d'octobre 1852, p. 238.

nonce dans son mémoire que cette substance est préparée aujourd'hui en grande quantité avec les quinquinas de la Nouvelle-Grenade, dans le but de mélanger au sulfate de quinine le sulfate de quinidine qui en provient.

Toutes ces communications ont causé une certaine émotion dans le commerce du sulfate de quinine, et depuis quelques mois on s'est beaucoup occupé de la question de la quinidine et des moyens de constater sa présence dans le sulfate de quinine du commerce.

Malgré l'affirmation si précise de M. Leers, la quinidine est encore aujourd'hui un produit rare, bien que l'importation des quinquinas de la Nouvelle-Grenade ait pris une certaine extension depuis quelques années; aussi n'avons-nous pu nous procurer cette substance ni à Londres ni à Paris. M. Merk, de Darmstadt, nous en a cependant fourni un échantillon très-beau; mais à un prix très-élevé, et qui éloigne toute idée de sophistication intéressée du sulfate de quinine par le sulfate de quinidine, cette dernière substance étant beaucoup plus chère que la quinine.

Nous avons alors pensé à extraire nous-mêmes la quinidine des écorces de la Nouvelle-Grenade, aujourd'hui très-abondantes sur le marché de Paris, mais nous n'avons trouvé, en parcourant les diverses notes ou publications qui traitent de cette substance, aucun procédé de préparation; nous avons de plus constaté que les nombreux chimistes qui ont traité ce sujet sont loin d'être d'accord sur les propriétés de la quinidine et de ses sels. Comme cette question paraît prendre une certaine importance, on nous saura peut-être gré de tracer ici un historique rapide de la quinidine.

MM. O. Henry et Delondre (1) ont annoncé en 1833 qu'ils avaient retiré des eaux-mères jaunes qui surnagent la quinine,

---

(1) *Journal de pharmacie*, t. **XIX**, p. 623.

après la distillation des teintures alcooliques, un alcaloïde nouveau qu'ils ont nommé quinidine.

D'après ces chimistes, cette substance serait blanche, cristallisable en aiguilles, très amère, très soluble dans l'alcool faible, peu soluble dans l'éther; ses dissolutions alcooliques évaporées spontanément, l'abandonnaient sous forme cristalline ou quelquefois sous forme résineuse, comme la quinine. Ses sels avaient beaucoup d'analogie avec ceux de quinine.

L'année suivante (1), MM. O. Henry et Delondre constatent, par l'analyse de ses combinaisons et par l'examen de ses propriétés, que cette substance est de l'hydrate de quinine.

M. Winckler a publié, en 1848, dans le *Répertoire de Buchner,* un mémoire sur la quinidine.

M. Winckler annonce avoir trouvé dans les quinquinas Maracaïbo et Huamalies une substance cristallisée, qu'il regarda d'abord comme un hydrate de quinine et que plus tard il considéra comme un alcaloïde particulier auquel il donna le nom de quinidine.

M. Winckler ne donne pas dans son mémoire le procédé qu'il a suivi pour obtenir la quinidine; la matière qui a servi à ses expériences, lui a été remise par M. Zimmer, qui avait simultanément fait la même découverte.

M. Winckler a donc seulement purifié le mélange brut de quinine et de quinidine qui lui fut remis par M. Zimmer.

La quinidine pure est, d'après M. Winckler, cristallisée en prismes droits quadrilatères; elle est fusible en un liquide transparent et susceptible de se volatiliser en partie par l'application d'une chaleur ménagée.

Le précipité déterminé dans les sels de quinidine par l'ammoniaque ou le carbonate de soude, apparaît sous forme d'une

(1) *Journal de pharmacie*, t. **XX**, p. 157.

poudre légère et volumineuse qui, au bout de quelques heures, prend l'aspect cristallin.

La quinidine est peu soluble dans l'eau et cette solution se comporte, avec les réactifs, comme la solution aqueuse de quinine.

La solubilité de la quinine dans l'alcool est la même que celle de l'hydrate de quinine, seulement la quinidine paraît se dissoudre plus lentement. Cette dissolution a une saveur aussi amère que celle de la quinine, et si elle est saturée à chaud, la quinidine cristallise par refroidissement.

Elle est peu soluble dans l'éther; 100 parties d'éther dissolvent un peu plus de 1/2 pour 100 de quinidine, ou exactement 0,6923.

Elle sature complétement les acides, et les dissolutions acides des sels de quinidine ont l'aspect opalin qui caractérise les dissolutions acides de quinine.

Précipitée ou cristallisée, elle est toujours anhydre.

Le chlorure double de platine et de quinidine ne se distingue en aucune manière, quant à l'aspect, du sel correspondant de quinine; M. Winckler y a trouvé, comme moyenne de trois analyses concordantes, 26,33 pour 100 de platine; le sel correspondant de quinine a donné à M. Liebig 26,06 pour 100 de platine. Par conséquent, l'équivalent de la quinine et celui de la quinidine sont identiques.

Le sulfate neutre analysé à l'état anhydre ou cristallisé a présenté, dans les deux cas, la même composition que le sulfate neutre de quinine.

Le sulfate acide de quinidine contenait 4 équivalents d'eau de moins que celui de quinine, et enfin les phosphates de ces deux bases ne différaient aussi entre eux que par la quantité d'eau qu'ils contenaient.

On est frappé, à la lecture de ce mémoire, de l'analogie, on pourrait presque dire de l'identité, qui existe entre la quinine et la quinidine; on ne peut même constater entre elles que deux différences bien tranchées : la cristallisation constante de la quinidine, et sa moindre solubilité dans l'éther; aussi nous semble-t-il que les conclusions que M. Winckler déduit de son travail ne sont rien moins que légitimées.

En effet, M. Winckler conclut que la quinidine a une composition identique avec celle de la quinine, et que cependant comme elle se trouve dans les écorces à côté de la quinine; comme elle est toujours anhydre; comme ses sels renferment des quantités d'eau différentes de celles des sels de quinine, et comme enfin il n'a pas réussi à avoir la quinine anhydre sous forme cristallisée, il faut la considérer comme une base particulière.

M. G. Leers a publié, dans le cours de cette année (1), un travail étendu sur la quinidine, et il annonce tout d'abord que cette base est préparée aujourd'hui en grand avec les quinquinas de Bogota, dans un but de fraude. M. Leers énonce de plus ce fait que ces quinquinas contiennent surtout de la quinidine.

Cependant M. Leers n'a pas préparé lui-même la quinidine qui a servi à ses expériences; ainsi que M. Winckler, il a reçu cette matière brute des mains de M. Zimmer, et il s'est borné à la purifier par des lavages à l'éther, et des cristallisations réitérées dans l'alcool.

M. Leers assigne à la quinidine les caractères suivants : c'est une substance blanche, cristallisée en prismes durs et striés, fusibles à 175° sans dégagement d'eau et sans décomposition. Elle est moins amère que la quinine.

Elle est soluble dans 2580 parties d'eau à 17°, et dans 1858 parties d'eau bouillante.

Elle est soluble à 17° dans 12 parties d'alcool.

100 parties d'éther à 17° dissolvent 0,70 de quinidine.

___

(1) *Annalen der Chemie und Pharmacie*, t. VI, p. 147.

D'après ses analyses, M. Leers conclut à la composition re-présentée par la formule :

$$C^{56} \, H^{22} \, Az^2 \, O^2.$$

Cette formule admet la composition centésimale suivante :

C^{56}.....	76,59	Trouvé	76,66
H^{22}.....	7,80	—	7,74
Az^2.....	9,93	—	9,99
O^2......	5,68		
	100,00		

La quinidine ne se colore pas en vert par l'action du chlore et de l'ammoniaque.

Elle forme des sels en général plus solubles que les sels correspondants de quinine, et précipitant par les alcalis sous forme de poudre blanche qui, à la longue, prend l'aspect cris-tallin.

Le sulfate neutre de quinidine est cristallisé en aiguilles soyeuses ; il est soluble dans 130 parties d'eau à 17°, et dans 16 parties d'eau bouillante ; il est très soluble dans l'alcool et peu soluble dans l'éther.

L'analyse de ce sel, desséché à 110°, a conduit à la formule :

$$C^{56} \, H^{22} \, Az^2 \, O^2, \, SO^5, \, HO.$$

M. Leers ne dit pas si le sulfate de quinidine contenait de l'eau de cristallisation ; la formule précédente ne lui accorde que l'équivalent d'eau de constitution que M. Regnault a signalé comme existant toujours dans les combinaisons des alcaloïdes avec les oxacides.

Si ce sulfate contenait de l'eau de cristallisation, M. Leers, en séchant sa matière à 110°, a dû complétement l'éliminer, ainsi qu'il arrive au sulfate de quinine effleuri, qui perd alors 7 équivalents d'eau.

M. Leers a, encore examiné plusieurs sels à base de qui-nidine, parmi lesquels nous devons citer le chlorhydrate et les combinaisons doubles de ce chlorhydrate avec les chlorures de platine et de mercure, le sulfate acide, le citrate, l'acétate, le valérianate, etc.

Les caractères physiques que M. Leers attribue à ces différents sels se rapprochent beaucoup de ceux des sels de quinine. Nous avons remarqué dans cette description le sulfate acide très soluble dans l'eau, le citrate au contraire très peu soluble dans ce liquide, enfin le sel huileux que l'acide valérianique forme avec la quinidine ; tous ces caractères appartiendraient aussi bien aux sels de quinine qu'aux sels de quinidine.

La composition élémentaire de la quinidine est aussi beaucoup moins éloignée de celle de la quinine qu'on ne pourrait le supposer au premier abord.

Les premières analyses faites sur la quinidine cristallisée ont donné à M. Leers de 77,02 à 77,34 pour 100 de carbone, et de 7,86 à 7,90 pour 100 d'hydrogène. Ce ne fut guère qu'après dix ou douze cristallisations de la quinidine, que la quantité du carbone descendit au nombre indiqué plus haut ; de plus, la comparaison des nombres trouvés, aux nombres calculés, indique constamment un poids plus considérable pour le carbone, et une perte pour l'hydrogène ; le contraire devrait se présenter.

Si on admet la composition assignée à la quinine par M. Liebig, et qui se traduit par la formule :

$$C^{40} \, H^{24} \, Az^2 \, O^4,$$

on aura la composition centésimale suivante :

Carbone......	74,07
Hydrogène....	7,41
Azote	8,64
Oxygène......	9,88
	100,00

Cette composition, comparée à celle que M. Leers assigne

à la quinidine, en diffère en ce qu'elle contient 2 1/2 pour 100 de carbone en moins. Il y a presque identité pour l'hydrogène. Quant à l'azote, M. Leers n'en a fait qu'un seul dosage par la chaux sodique, qui donne ordinairement un excédant.

. Ces différences disparaissent presque entièrement quand on compare les deux sulfates.

Si on suppose le sulfate de quinine séché à 110°, privé par conséquent de son eau de cristallisation, et constitué alors suivant la formule :

$$C^{40} H^{24} Az^2 O^4, HO + SO^5 ;$$

il aura la composition suivante :

Carbone..........	64,35
Hydrogène........	6,70
Azote.	7,51
Oxygène.........	10,72
Acide sulfurique...	10,72
	100,00

M. Leers a trouvé dans le sulfate de quinidine séché à 110°, une moyenne de 64,75 de carbone, et de 7,05 d'hydrogène.

Il n'y a donc pas une grande différence dans la composition élémentaire de ces deux bases. D'un autre côté, M. Van Ileyningen a constaté par l'analyse qu'une substance extraite par lui de la quinoïdine avait la même composition que la quinine.

Cette substance présente, de plus, de grandes analogies avec la quinidine.

Le travail de M. Van Ileyningen a été exécuté au laboratoire de l'Académie d'Utrecht, et publié en 1849 (1).

Ce chimiste a d'abord constaté que la quinoïdine était formée du mélange d'au moins quatre substances : la quinine, la cinchonine, une matière amorphe, enfin le nouveau produit qu'il a nommé β quinine.

____

(1) *Journal de pharmacie*, 3ᵉ série, t. **XVI**, p. 280.

M. Van Ileyningen prépara cette substance de la manière suivante : la quinoïdine fut épuisée par l'éther, et la solution obtenue évaporée à siccité ; le résidu fut sulfatisé, puis le sulfate décoloré par le noir animal.

Ce sulfate, décomposé par l'ammoniaque, donna un précipité qui fut redissous dans l'éther ; à la dissolution claire, il ajouta un dixième de son volume d'alcool ; par évaporation spontanée de cette dissolution, il obtint des cristaux incolores.

La matière cristallisée fut désignée par lui sous le nom de 6 quinine, et lui a présenté les caractères suivants :

Elle cristallise parfaitement ; les cristaux, d'abord clairs et transparents, deviennent bientôt opaques, sans cependant se réduire en poudre. Elle fond à 110° en un liquide incolore ; chauffée davantage, elle se volatilise en partie sans décomposition.

A froid, elle est soluble dans 1,500 parties d'eau, et dans 45 parties d'alcool ; à chaud, elle exige 750 parties d'eau, et 37 parties d'alcool.

Elle cristallise parfaitement dans l'alcool.

Elle est soluble dans 90 parties d'éther à la température ordinaire, ou autrement 100 parties d'éther dissolvent 1,11 de 6 quinine.

M. Winckler a trouvé que 100 parties d'éther dissolvent 0,6923, et M. Leers 0,7 de quinidine.

Sa formule : $C^{20} H^{12} Az O^2 + 2HO$.

Chauffée à 120 ou 130°, elle dégage ses deux équivalents d'eau, et présente alors la même composition que la quinine anhydre.

Elle forme avec les acides des sels basiques et neutres, très amers ; les uns sont plus solubles, les autres moins solubles que les sels correspondants de quinine.

Le sulfate ressemble beaucoup à celui de quinine, mais les

cristaux sont plus denses au toucher, ils renferment moins d'eau et sont plus solubles dans l'eau.

M. Van Ileyningen conclut de ses expériences que la 6 quinine est un alcaloïde particulier qui offre une grande analogie avec la quinine, tant par sa composition que par ses réactions chimiques.

Enfin, l'auteur de ce travail dit que des expériences faites à l'hôpital d'Utrecht indiquent que cette substance possède un pouvoir fébrifuge non moins énergique que la quinine.

Il est évident que la plus grande analogie existe entre la 6 quinine de M. Van Ileyningen et la quinidine préparée par M. Zimmer ; peut-être même le produit remis à M. Leers a-t-il la même origine et provient-il des eaux-mères noires qui surnagent les dernières cristallisations du sulfate de quinine brut, et d'où on extrait le produit mal défini qui a reçu le nom de quinoïdine.

Nous ne pouvons que former des conjectures à cet égard, et il est regrettable que les deux mémoires, d'ailleurs si remarquables, de M. Winckler et de M. Leers présentent cette fâcheuse lacune, de ne pas indiquer le procédé de préparation de la matière première de leurs travaux.

Il eût été à désirer aussi que ces chimistes eussent indiqué la proportion relative de la quinine et du nouvel alcaloïde dans les écorces incriminées. M. Leers dit bien que le quinquina Bogota contient à peu près 2 1/2 pour 100 d'alcaloïdes, dont la quinidine forme la plus grande partie, mais cette énonciation est trop vague, et il y a là évidemment une lacune à remplir.

Pour compléter cet historique, il nous reste à parler de la circulaire attribuée à M. Zimmer ou à M. Moll.

L'auteur de cette circulaire annonce (1) que la substance

---

(1) *Répertoire de pharmacie*, t. IX, p. 10.

que l'on mêle le plus souvent au sulfate de quinine est le sulfate de quinidine, aujourd'hui très abondant depuis la hausse du quinquina Calysaya.

D'après la circulaire, le sulfate de quinidine est plus pesant et présente une cristallisation moins floconneuse que le sulfate de quinine; il est plus soluble dans l'eau froide et dans l'alcool ; enfin il se dessèche à l'air chaud sans s'efflcurir et en gardant son aspect cristallin.

Cette circulaire comprend de plus le procédé indiqué pour constater la présence de la quinidine dans le sulfate de quinine.

M. Robert Howard (1), fabricant de sulfate de quinine à Londres, indique que la quinidine est contenue en grande quantité dans le quinquina cordifolia, provenant de la Nouvelle-Grenade, de la Bolivie et du Pérou.

Le sulfate de quinidine, d'après M. Howard, ressemble tellement au sulfate de quinine, qu'il est difficile de les distinguer, non-seulement à l'aspect, mais encore au goût. Ils ont la même forme cristalline et occupent le même volume. Le caractère le plus saillant du sulfate de quinidine est son extrême solubilité : tandis que le sulfate de quinine est soluble dans trente fois son poids d'eau bouillante, celui de quinidine se dissout dans quatre fois son poids d'eau bouillante. Enfin la quinidine cristallise dans l'alcool et l'éther.

MM. Bussy et Guibourt (2) indiquent aussi que ce sulfate est soluble dans quatre fois son poids d'eau ; que la quinidine, plus soluble dans l'éther que la cinchonine, y est moins soluble que la quinine, et qu'en employánt 1 partie de sulfate de quinine suspect pour 2 parties d'ammoniaque et 8 parties d'éther, on y démontre assez facilement la présence de la quinidine.

---

(1) *Repertoire de pharmacie*, t. IX, p. 12.

(2) *Journal de pharmacie*, 3° série, t. XXII, p. 218.

De l'ensemble de ces travaux, il résulte d'abord ce premier fait, que le seul chimiste qui ait préparé de la quinidine est M. Zimmer ; c'est à lui que M. Winckler dut la matière première de son travail ; c'est encore M. Zimmer qui remit à M. Leers le produit que ce chimiste a examiné.

La circulaire répandue cette année, et qui a été traduite en plusieurs langues, paraît aussi devoir lui être attribuée, bien que M. Moll l'ait ultérieurement signée de son nom dans le *Journal de médecine* de Bruxelles.

Il est à regretter qu'aucun des chimistes précités n'ait indiqué un procédé d'extraction, et n'ait fait connaître la quantité de quinidine que les écorces incriminées peuvent contenir. La préparation de la quinidine est donc encore un mystère, et le produit lui-même est jusqu'ici assez rare et assez cher pour ne pouvoir être considéré autrement que comme une curiosité très coûteuse.

Enfin, ce produit n'a pas encore été aperçu dans les travaux exécutés en grand dans les fabriques françaises.

Les sels de quinidine ont une grande ressemblance, quant aux caractères physiques, avec ceux de quinine, et il semble que leur histoire laisse encore à désirer. Celui qui a été le plus étudié, le sulfate neutre, paraît plus soluble dans l'eau que le sulfate de quinine ; mais M. Leers indique que ce sel est soluble dans seize parties d'eau bouillante, tandis que M. Howard et MM. Bussy et Guibourt admettent une solubilité beaucoup plus grande.

Ce sulfate serait anhydre d'après M. Leers, tandis que l'auteur de la circulaire admet implicitement de l'eau de cristallisation.

Quant à la base elle-même, sa cristallisation constante et son peu de solubilité dans l'éther sont ses caractères les plus saillants.

Les expériences que nous allons décrire ont eu pour but d'examiner ces deux questions :

Le sulfate de quinine préparé avec les quinquinas de la Nouvelle-Grenade contient-il de la quinidine?

Enfin ces quinquinas en contiennent-ils d'une manière absolue?

L'écorce que nous avons examinée nous a été remise par un des principaux importateurs de quinquinas de la Nouvelle-Grenade, M. E. Lopez. Ce quinquina, d'origine authentique, est connu sur le marché de Londres sous le nom de quinquina Caqueta; il a été récolté aux environs de Fusagasuga, République de la Nouvelle-Grenade.

Nous avons traité 12 kilogrammes de ce quinquina par la méthode connue, c'est-à-dire par des décoctions dans l'eau acidulée ; puis on a précipité ces décoctions par le lait de chaux, et le précipité, mis à la presse, a ensuite été traité par l'alcool, d'abord à froid, puis à chaud.

Après deux traitements à chaud par l'alcool, ce liquide ne dissolvant que de la cinchonine, nous avons interrompu les traitements.

Les liqueurs alcooliques distillées ont donné comme résidu un mélange de quinine et de cinchonine. On a séparé ces deux bases en les traitant par l'alcool à 28°, qui a laissé la cinchonine insoluble et a dissous la quinine.

Là quantité d'alcool employée était assez grande pour dissoudre la quinidine, si notre quinquina en avait contenu.

La dissolution alcoolique de quinine a été de nouveau distillée, et la quinine brute obtenue a été sulfatisée. Le sulfate, mis à la presse, donna une eau-mère noire, qui, concentrée, donna de nouveaux cristaux.

Nous avons réuni tout le sulfate de quinine de ces deux cristallisations. Les eaux-mères ont refusé de cristalliser, et ont été mises à part pour être examinées.

Examen du sulfate cristallisé.

Nous avons dissous le sulfate brut résultant des opérations précédentes dans l'eau bouillante, ajouté du noir animal et filtré.

Par le refroidissement de la liqueur, nous avons obtenu une belle cristallisation de sulfate de quinine blanc et soyeux. Les cristaux ont été séparés de l'eau-mère et examinés.

Nous avons dissous dans l'eau acidulée 125 grammes de ce sulfate bien sec, et nous avons précipité la dissolution à froid par un excès d'ammoniaque ; la quinine s'est précipitée très blanche ; elle a été recueillie sur un linge, bien lavée, enfin traitée par l'éther.

Toute cette quinine s'est complétement et rapidement dissoute dans 1 litre d'éther, et la dissolution était si rapide, qu'évidemment nous avions employé un excès d'éther.

Le sulfate de quinine contient, sur 100 parties :

Quinine.	74,31
Acide sulfurique...	9,18
Eau...	16,51
	100,00

Par conséquent, 125 grammes de sulfate de quinine correspondent à 93 grammes de quinine anhydre ; et comme 1 litre d'éther pèse à peu près 750 grammes, il en résulte que cette quinine s'est dissoute dans huit parties d'éther.

Cette dissolution éthérée de quinine, évaporée spontanément ou distillée, a, dans les deux cas, restitué la quinine sous forme résineuse, sans aucun indice de cristallisation.

Les eaux-mères de ce sulfate auraient pu néanmoins contenir le sulfate de quinidine, puisque ce sel est beaucoup plus soluble que celui de quinine ; mais une expérience toute semblable nous a démontré qu'elles ne contenaient que de la quinine.

Nous avons comparé la solubilité de ce sulfate avec celle du sulfate de quinine provenant du quinquina Calysaya. Nous avons, pour cela, dissous chacun des deux sels dans l'eau distillée à chaud ; les dissolutions ont ensuite été abandonnées à la cristallisation.

Ces deux dissolutions, faites le même jour, ont été examinées le lendemain ; nous avons, à cet effet, filtré les eaux-mères et nous y avons dosé l'acide sulfurique, après nous être assuré de leur neutralité ; elles étaient, du reste, très incolores. Nous avions ainsi deux dissolutions saturées à froid, et comme elles avaient été préparées dans des conditions identiques, les résultats étaient comparables. Les deux dissolutions marquaient 17° au thermomètre.

287 grammes d'eau-mère du sulfate obtenu du Calysaya ont donné :

Sulfate de baryte, 0,202.

251 grammes d'eau-mère du sulfate obtenu du quinquina de la Nouvelle-Grenade ont donné :

Sulfate de baryte, 0,171.

Ces nombres conduisent à admettre que :

100 parties des eaux-mères du sulfate provenant du Calysaya contenaient :

Sulfate de quinine, 0,261 ;

100 parties des eaux-mères du sulfate de la Nouvelle-Grenade contenaient :

Sulfate de quinine, 0,254.

Ces nombres sont à peu près identiques, et établiraient même une moindre solubilité en faveur du sulfate de la Nouvelle-Grenade.

L'absence de la quinidine paraît donc démontrée dans le sulfate de quinine préparé avec l'écorce que nous examinons.

Examen des eaux-mères noires.

Ces eaux-mères avaient fourni deux cristallisations de sulfate de quinine brut, ainsi que nous l'avons dit précédemment. Elles étaient salies par des matières grasses et résineuses qui empêchaient la cristallisation du sulfate qui y était encore contenu.

Nous les avons rendues franchement acides, puis étendues de sept ou huit fois leur volume d'eau froide, ce qui a déterminé la précipitation de ces matières grasses. Quand l'eau froide n'a plus rien précipité, nous y avons ajouté du noir animal, et nous avons filtré à froid.

Dans cette liqueur, ayant toujours une réaction acide, nous avons ajouté, toujours à froid, un excès d'ammoniaque. Le précipité formé a été recueilli sur un filtre, lavé à l'eau distillée, séché à la température ordinaire, enfin pulvérisé.

Il fut ensuite mis en contact pendant vingt-quatre heures avec quatre fois son poids d'éther rectifié ; au bout de ce temps l'éther fut décanté ; on a encore ajouté deux autres parties d'éther. L'action de ce véhicule paraissait épuisée après ces deux traitements.

Le résidu insoluble dans l'éther a été épuisé par l'alcool bouillant. Les liqueurs alcooliques provenant de plusieurs traitements successifs ont été filtrées et réunies.

Enfin il est resté une matière insoluble.

Nous avons successivement examiné chacune de ces trois matières :

1º *Matières solubles dans l'éther.* — La solution éthérée avait une couleur d'un jaune-brun ; elle a été abandonnée à l'évaporation spontanée ; il s'est formé sur les parois de la capsule un dépôt de matière résineuse jaune, et au fond de la capsule il s'est déposé des cristaux.

La matière, délayée avec un peu d'éther, a cédé à ce liquide la résine jaune. Les cristaux, moins solubles, ont pu être recueillis sur un filtre, où ils ont été lavés avec un peu d'éther ; puis ils ont été séchés à l'air libre, après avoir été pressés entre plusieurs doubles de papier à filtre.

La résine jaune reparut de nouveau avec tous ses caractères physiques par l'évaporation spontanée de l'éther ; cette matière était de la quinine, ainsi que nous l'avons reconnu.

Le produit cristallisé pesait 4 grammes. Nous n'avons pu, sur une aussi petite quantité de matière, faire des observations bien complètes ; nous y avons cependant constaté les propriétés suivantes :

Cette matière est très soluble dans l'alcool, moins soluble dans l'éther, et ses dissolutions ont une réaction alcaline marquée.

Les dissolutions alcooliques et éthérées cristallisent de nouveau par une évaporation lente.

Une dissolution alcoolique saturée par l'acide sulfurique donna, par évaporation, un sulfate blanc, aiguillé, très léger et ressemblant tout à fait au sulfate de quinine.

Les dissolutions acides de ce sulfate ont l'aspect opalin ; si on les précipite à chaud par l'ammoniaque, le précipité affecte la forme résineuse de la quinine, et ce précipité est plus rapidement soluble dans l'éther que ne l'est la matière cristallisée.

Ce sulfate, dissous dans l'eau, prend par le chlore et l'ammoniaque la couleur vert-émeraude qui caractérise la quinine.

Sa solubilité, déterminée à 17°, comme il a été dit plus haut, en dosant l'acide sulfurique dans une eau-mère neutre et incolore, est beaucoup plus grande que celle du sulfate de quinine, et identique à celle que M. Leers a trouvée pour le sulfate de quinidine.

85 grammes de cette eau-mère ont donné 0,180 de sulfate de baryte.

Ce qui conduit à admettre que :

100 parties de cette eau-mère, contiennent 0,784 de sulfate de quinine ;

130 parties de cette eau-mère contiendraient 1,019 de ce sulfate.

Cette matière n'est cependant pas de la quinidine, car elle précipite sous forme résineuse par l'ammoniaque à chaud ; elle est plus soluble dans l'éther ; enfin, la coloration qu'elle éprouve par le chlore et l'ammoniaque la sépare nettement de la quinidine.

Cette matière est-elle de la quinine cristallisée ou une modification de la quinine produite par les réactifs employés? C'est ce que la petite quantité de matière que nous avons obtenue ne nous a pas permis de chercher.

2° *Matières solubles dans l'alcool.* — Les liqueurs, alcooliques évaporées à la moitié de leur volume et, abandonnées à elles-mêmes, ont laissé se déposer de nombreux cristaux brillants, surnagés par une eau-mère noire.

Ces cristaux, recueillis sur un filtre et lavés avec de l'alcool, étaient très blancs, durs, brillants, peu solubles dans l'alcool froid, plus solubles dans l'alcool bouillant. Cette dissolution alcoolique, saturée par l'acide sulfurique et évaporée, donna les cristaux si caractérisés du sulfate de cinchonine.

Cette matière était donc de la cinchonine qui n'avait pas été séparée par le premier lavage à l'alcool à 28°, effectué sur la quinine brute.

L'eau-mère noire, saturée par l'acide sulfurique, donna quelques cristaux aiguillés de sulfate de quinine ; la quantité totale ne s'éleva pas à 1 gramme.

3° *Matières insolubles.* — Enfin, le résidu insoluble dans l'éther et dans l'alcool pesait 7 grammes.

Il fut incinéré au rouge dans une capsule de platine, et laissa un résidu blanc en perdant 1,220 de son poids, ou 17 pour 100.

Il était évidemment formé de sels calcaires qui existaient dans l'eau des décoctions, etc.

De ce travail, il résulte que le quinquina que nous avons examiné a produit constamment de la quinine pure, et que le sulfate qui en provenait ne le cédait nullement, ni en pureté, ni en beauté, à celui que l'on extrait du quinquina Calysaya.

La petite quantité de matière cristallisée que nous avons trouvée dans les eaux-mères noires, est certainement de la quinine ; si quelques-uns des caractères de cette substance se rapprochent sous certains rapports de ceux de la quinidine, ils s'en éloignent trop sous d'autres pour qu'il soit possible de confondre ces deux matières.

Ce quinquina ne paraît donc contenir que de la quinine et de la cinchonine. Quant à la matière cristallisée, elle présente des analogies et des différences avec la 6 quinine de M. Van Heyningen.

Ce chimiste a retiré cette matière de la quinoïdine, c'est-à-dire d'un produit provenant de ces eaux-mères noires que nous avons examinées. On ne sait d'où provient la quinidine, mais il nous semble très-probable qu'elle a la même origine.

La quinidine, la 6 quinine et la matière cristallisée que nous avons obtenue pourraient être des modifications plus ou moins profondes de la quinine, causées par les décoctions, les acides, l'ammoniaque, etc., que l'on emploie dans le travail du quinquina.

La quantité de matière cristallisée que nous avons obtenue correspondait à 3 pour 100 de la totalité du sulfate de quinine que nous avons extrait de notre quinquina ; on comprendrait facilement alors, que les travaux en grand d'une fabrique pussent produire assez de ces matières cristallisées pour en répandre des échantillons, mais nullement pour en adultérer le sulfate de quinine.

Il serait peu logique, du reste, d'incriminer absolument toutes les écorces que l'on importe aujourd'hui de la Nouvelle-Grenade et de prétendre qu'elles contiennent toutes et nécessairement de la quinidine. Ces écorces diffèrent trop quant à leur aspect, leur composition et leur rendement pour qu'il soit possible de les considérer comme une espèce unique. Un de nous a fait depuis six ans de nombreux essais de quinquinas de cette provenance, et ces essais lui ont démontré que ces écorces présentaient la composition la plus variée : les unes ne contiennent que de la quinine, les autres que de la cinchonine, le plus grand nombre contient en même temps ces deux alcaloïdes.

Certains de ces quinquinas sont presque aussi riches en quinine que le Calysaya ; il en est d'autres qui ne valent pas la peine d'être traités tant ils sont pauvres.

Il ne serait pas impossible que cette annonce d'une falsification du sulfate de quinine par le sulfate de quinidine, faite avec autant de publicité, ne fût une manœuvre commerciale tentée dans le but de déprécier des quinquinas qui menacent le monopole du Calysaya d'une concurrence sérieuse.

Nous croyons donc que le quinquina de la Nouvelle-Grenade donne du sulfate de quinine aussi pur que le quinquina Calysaya, et il serait fâcheux qu'une défaveur imméritée vînt priver la pharmacie des ressources précieuses qui lui sont assurées pour longtemps par l'exploitation des immenses forêts de quinquinas de la Nouvelle-Grenade.

Quant à la quinidine elle-même, il nous semble que l'examen consciencieux de ses propriétés, ainsi que sa composition élémentaire, l'éloignent si peu de la quinine, qu'il est prudent d'attendre encore avant que de l'admettre au nombre des espèces chimiques bien déterminées.

Paris. — Typogr. de E. et V. PENAUD frères, rue du Faub.-Montmartre, 10.